BEI GRIN MACHT SICH IHR WISSEN BEZAHLT

- Wir veröffentlichen Ihre Hausarbeit,
  Bachelor- und Masterarbeit

- Ihr eigenes eBook und Buch -
  weltweit in allen wichtigen Shops

- Verdienen Sie an jedem Verkauf

Jetzt bei www.GRIN.com hochladen
und kostenlos publizieren

GRIN ☺

Sexuelle Gewalt an Menschen mit geistiger Behinderung. Erhöhte Gefährdung?

Tammy Recht

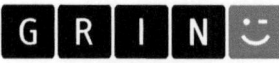

Bibliografische Information der Deutschen Nationalbibliothek:

Die Deutsche Nationalbibliothek verzeichnet diese Publikation in der Deutschen Nationalbibliografie; detaillierte bibliografische Daten sind im Internet über http://dnb.d-nb.de abrufbar.

ISBN: 9783346355423
Dieses Buch ist auch als E-Book erhältlich.

© GRIN Publishing GmbH
Nymphenburger Straße 86
80636 München

Druck und Bindung: Books on Demand GmbH, Norderstedt Germany
Gedruckt auf säurefreiem Papier aus verantwortungsvollen Quellen

Das vorliegende Werk wurde sorgfältig erarbeitet. Dennoch übernehmen Autoren und Verlag für die Richtigkeit von Angaben, Hinweisen, Links und Ratschlägen sowie eventuelle Druckfehler keine Haftung.

Das Buch bei GRIN: https://www.grin.com/document/991936

Fachbereich I: Erziehungswissenschaft: Sozial- und Organisationspädagogik

Abteilung: Sozialpädagogik

<u>**Bachelorarbeit**</u>

Zur Erlangung des akademischen Grades eines

Bachelor of Arts (B.A.) im Fachbereich

Erziehungswissenschaft: Sozial- und Organisationspädagogik

an der Universität Trier

im Wintersemester 2020/2021

Sexuelle Gewalt an Menschen mit einer geistigen Behinderung

vorgelegt von:

Recht, Tammy

Trier, den 25. Oktober 2020

Inhalt

Abkürzungsverzeichnis

I. Einleitung

In der vorliegenden Arbeit widme ich mich dem Thema der sexuellen Gewalt an Menschen mit einer geistigen Behinderung. Dieses Thema erweckte mein Interesse, als im Modul VIII *Adressat*innen der Sozialpädagogik* das Seminar *Menschen mit Behinderung als Adressat*innen der Sozialpädagogik* angeboten wurde. Die Motivation dazu entstand aus einem familiären Hintergrund, da eine nahstehende Person eine geistige Beeinträchtigung hat. Diese Person erlebte fast einen sexuellen Übergriff, der aber durch aufmerksamen Passanten*innen verhindert werden konnte, deswegen war es mir ein Anliegen, mich mit dieser Thematik näher zu beschäftigen. Ich stellte mir die Frage, welche Kenntnis Menschen mit einer geistigen Behinderung über sexuelle Gewalt haben. Darüber hinaus will ich in meiner Arbeit versuchen, Antworten auf die folgenden Fragen herauszuarbeiten: Welche besonderen Herausforderungen ergeben sich bei der Entwicklung der eigenen Sexualität für Menschen mit einer geistigen Behinderung? Sind sie mehr gefährdet, Opfer eines sexuellen Übergriffs zu werden? Welche Anforderungen und Herausforderungen stellt das Thema der sexuellen Gewalt an Menschen mit einer geistigen Behinderung an die soziale Arbeit und welche Präventionsmöglichkeiten können herausgearbeitet werden?

Die vorliegende Arbeit beschäftigt sich mit der Situation von Menschen mit einer geistigen Beeinträchtigung, mit der Entwicklung ihrer Sexualität sowie mit dem Bezug zwischen geistiger Behinderung und sexueller Gewalt. In Kapitel II wird die geistige Behinderung besprochen. Dazu wird versucht, eine Definition des Begriffes aufzustellen, um einen allgemeinen Einblick in die Thematik zu geben. Dabei wird zuerst auf die medizinische Definition hingewiesen und die medizinischen Ursachen sowie die pädagogische Definition der geistigen Behinderung werden erläutert.

Im dritten Kapitel beschäftigt sich die Arbeit mit der Sexualität in Bezug auf die geistige Behinderung. In diesem Kapitel werden die Besonderheiten der Entwicklung der eigenen Sexualität bei Menschen mit einer geistigen Behinderung thematisiert und die Einflüsse auf das sexuelle Erleben erläutert. Im vierten Kapitel wird die sexuelle Gewalt zuerst im Allgemeinen definiert und es werden Begriffserklärungen gefunden. Dazu werden die Folgen analysiert, welche durch einen sexuellen Übergriff für die Opfer auftreten können. Diese werden in psychosomatische, psychische und psychosoziale Folgen differenziert. Im fünften Kapitel wird sexuelle Gewalt in Bezug auf geistige Behinderungen thematisiert. Dabei werden die aktuellen Forschungsergebnisse vorgestellt. Danach wird sich in der Arbeit mit der Frage beschäftigt, inwieweit eine geistige Behinderung die Gefahr erhöht, Opfer eines sexuellen Übergriffs zu werden. Darauffolgend wird die Selbstbestimmung im Sexualstrafrecht erläutert. In Kapitel VI wird die Prävention sexueller Gewalt bei Menschen mit einer geistigen Behinderung erläutert. Dabei wird deren spezielle Ausrichtung begründet, die sich auf die Sexualerziehung für Menschen mit einer geistigen Behinderung bezieht. Anschließend werden unterschiedliche Aspekte der Sexualerziehung dargestellt, deren Schwerpunkt auf dem Ergreifen präventiver Maßnahmen in Institutionen liegt. Kapitel VII umfasst abschließend die Reflexion sowie die Interpretation. In diesem Zusammenhang werden die Fragestellungen noch einmal aufgegriffen und im Fazit werden die wichtigsten Punkte der Arbeit zusammengefasst.

Das folgende Kapitel widmet sich dem Thema der geistigen Behinderung in Bezug auf die unterschiedlichen Definitionen.

II. Geistige Behinderung

Um sich dem Thema der sexuellen Gewalt an Menschen mit geistiger Behinderung zu widmen, muss zuerst die Definition von geistiger Behinderung ermittelt werden. Eine allgemeine Definition des Begriffes gestaltet sich als schwierig, denn diese müsste eindeutig sein, was aber nicht sichergestellt werden kann. Im Bundesteilhabegesetz (BTHG) wurde der Begriff der Behinderung im §2 Abs.1 SGB IX neu definiert und lautet:

> „Menschen mit Behinderungen sind Menschen, die körperliche, seelische, geistige oder Sinnesbeeinträchtigungen haben, die sie in Wechselwirkung mit einstellungs- und umweltbedingten Barrieren an der gleichberechtigten Teilhabe an der Gesellschaft mit hoher Wahrscheinlichkeit länger als sechs Monate hindern können." (§2 Abs. 1 SGB IX)[1]

Nach dieser Definition des BTHG kann eine geistige Behinderung zum Beispiel durch eine Lernbehinderung gekennzeichnet sein sowie aus einer seelischen Störung, wie zum Beispiel Schizophrenie, bestehen.

Der Begriff der geistigen Behinderung wird oftmals nur im Sinne der medizinischen Sichtweise dargestellt. Aber auch andere Faktoren spielen eine wichtige Rolle, wie zum Beispiel der pädagogische Aspekt. Bei diesem wird sich eher mit der Individualität des ‚Falles' befasst.

Im folgenden Kapitel werden die medizinische und die pädagogische Definition des Begriffes der geistigen Behinderung erläutert.

1. Medizinische Definition

Die Weltgesundheitsorganisation (WHO) unterteilt den Begriff der geistigen Behinderung in unterschiedliche Formen der Ausprägung: die leichte, mittlere, schwere und schwerste Form der Beeinträchtigung. Zudem hat die Weltgesundheitsorganisation die International Classification of Diseases and Realted Health Problems (ICD) festgelegt. In der ICD sind alle Krankheiten aufgelistet und können durch den dazugehörigen Diagnoseschlüssel weltweit

---

[1] https://www.gesetze-im-internet.de/sgb_9_2018/_2.html

einheitlich definiert werden. Die Definition der geistigen Behinderung erfolgt im ICD-10, dort wird sie als eine unterdurchschnittliche Intelligenz mit einhergehender Beeinträchtigung klassifiziert. Letztere führt dazu, dass die betreffenden Personen in ihren Lebensbereichen eingeschränkt sind.

„Geistige Behinderung ist eine sich in der Entwicklung manifestierende, stehen gebliebene oder unvollständige Entwicklung der geistigen Fähigkeiten, mit besonderer Beeinträchtigung von Fertigkeiten, die zum Intelligenzniveau beitragen, wie z. B. Kognition, Sprache, motorische und soziale Fähigkeiten." (ICD 10, S. 238)[2]

Das Zitat aus dem deutschen Institut für medizinische Information und Dokumentation (ICD-10) beschreibt eine geistige Behinderung als eine verzögerte oder unvollständige Entwicklung der geistigen Fähigkeiten. In diesem Zusammenhang sind die Bereiche eingeschränkt, die von besonderer Bedeutung für das Intelligenzniveau sind. Dazu gehören zum Beispiel Kognition, Motorik oder Sprache. Ein wichtiges Merkmal der Definition der geistigen Behinderung ist die nicht vorhandene Möglichkeit der Betroffenen, den Anforderungen des alltäglichen Lebens gerecht zu werden (Theunissen 2007, S. 155ff.).

Diese Definition gibt einen allgemeinen Blick auf den Begriff der geistigen Behinderung, der darüber hinaus allerdings auch Erscheinungsformen umfasst, die sich nicht verallgemeinern lassen. Die Formen der Beeinträchtigung unterscheiden sich nicht nur durch die Schwere der Behinderung, sondern auch durch die individuelle Persönlichkeit der Betroffenen. Die ICF, die sogenannte Klassifikation der Funktionsfähigkeit, Behinderung und Gesundheit, umfasst die psychischen Funktionen, den Einfluss auf die Persönlichkeit des Einzelnen (ICF 2005, S.32.).

Im folgenden Abschnitt werden die Ursachen einer geistigen Behinderung thematisiert. Allgemein definiert, ist eine geistige Behinderung die Folge einer Schädigung des Gehirns. Die Ursachen dafür können in drei verschiedene Zeitpunkte der Entstehung eingeteilt werden: pränatal, perinatal und postnatal.

Das folgende Kapitel widmet sich primär den pränatalen Ursachen einer geistigen Behinderung.

1.1. Pränatale Ursachen einer geistigen Behinderung

Pränatale Schädigungen können vor der Geburt auftreten. Durch unterschiedliche, schädliche Einflüsse kann die pränatale Entwicklung in der Embryonalphase gestört werden. Diese Einflüsse können zum Beispiel chemisch oder biologisch sein, aber auch Erkrankungen der Mutter können dazu führen, dass Störungen in der Entwicklung sowie Fehlbildungen entstehen. Zu den Ursachen gehören Infektionen, Strahlung oder Gifte. Demnach kann durch

---

[2] https://www.med-kolleg.de/icd/index.html

4

vorgeburtliche Infektionen, die meistens über die Plazenta auf das ungeborene Kind übertragen werden, eine geistige Behinderung entstehen (Stöppler 2017, S. 36ff.). Ein Beispiel für dafür ist die Listeriose, die durch rohes Fleisch übertragen wird. Obwohl Listerien für die Mutter harmlose Bakterien sind, die Magen-Darm-Beschwerden hervorrufen können, können diese Bakterien schwere Schäden bei den ungeborenen Kindern verursachen. Dazu gehören zum Beispiel Entzündungen in der Lunge oder im Gehirn. Darüber hinaus können Störungen der Zellteilung hervorgerufen werden, wenn die Mutter zum Beispiel einer Röntgenbestrahlung ausgesetzt ist. Die Wirkungen der Strahlenbelastungen können bei den Atombombenüberlebenden von Hiroshima beobachtet werden. Bei den Kindern, die zu dieser Zeit im Mutterleib Strahlung ausgesetzt waren, wurde des Öfteren eine geistige Unterentwicklung festgestellt. Demnach können Strahlenbelastungen eine Fehlentwicklung im Gehirn der ungeborenen Kinder verursachen. Darüber hinaus können Gifte dafür verantwortlich sein, dass ungeborene Kinder Wachstums- und Funktionsstörungen sowie Fehlbildungen entwickeln. Zu diesen Giften gehören zum Beispiel Alkohol, Nikotin und Medikamente. Das bekannteste Beispiel, das den negativen Einfluss von letzteren für das Ungeborene zeigt, war das Medikament ‚Contergan'. Dieses war 1961 dafür verantwortlich, dass es bei ungeborenen Kindern zu Beeinträchtigungen und Fehlbildungen der Extremitäten kam (Stöppler 2017, S. 36ff.).

Im nächsten Kapitel werden die perinatalen Ursachen einer geistigen Behinderung erläutert.

1.2. Perinatale Ursachen einer geistigen Behinderung

Perinatale Ursachen einer geistigen Behinderung liegen im Geburtsvorgang, sind aber mit der Zeit deutlich zurückgegangen. Da die Geburtshilfe verbessert wurde, treten Notlagen heutzutage deutlich geringer auf als früher. Eine geistige Behinderung kann durch perinatale Ursachen hervorgerufen werden, wie zum Beispiel durch Geburtskomplikationen, die zu einer mangelnden Sauerstoffversorgung führen. Dabei können sich Ödeme im Gehirn bilden, die die Zufuhr von Sauerstoff und Blut negativ beeinflussen. Geburtskomplikationen umfassen zum Beispiel eine erschwerte Geburt, bei der das ungeborene Kind in einer unnatürlichen Stellung liegt oder eine Frühgeburt, bei der das Kind vor der 37ten Schwangerschaftswoche zur Welt kommt. Während letzterer können Hirnblutungen beim Kind auftreten, da die Gefäße empfindlich sind und sie die Schwankungen des Blutdrucks während der Geburt nicht aushalten können (Nußbeck et al. 2008, S. 160ff.).

Heutzutage können solche Geburtskomplikationen mithilfe der Forschung leichter vorhergesehen werden, um sie zu verhindern und die möglichen Folgen zu reduzieren (Nußbeck et al. 2008, S. 169ff.).

Schlussendlichen werden die postnatalen Ursachen einer geistigen Behinderung im folgenden Kapitel behandelt.

1.3. Postnatale Ursachen einer geistigen Behinderung

Postnatale Ursachen, die zu einer geistigen Behinderung führen, können nach der Geburt auftreten, zum Beispiel Erkrankungen oder Unfälle. Eine geistige Behinderung kann durch eine Entzündung des zentralen Nervensystems entstehen. Eine ‚Meningitis' eine Entzündung der Hirnhäute und eine ‚Meningoenzephalitis' eine Entzündung des Hirngewebes, kann zu einer geistigen Behinderung führen. Darüber hinaus können Verkehrs- sowie häusliche Unfälle zu einem Schädelhirntrauma führen, das je nach Schwere eine geistige Behinderung oder eine Entwicklungsstörung hervorrufen kann. Zudem können schwere Hirnschäden durch einen Mangel der Sauerstoffzufuhr entstehen, etwa nach einem Ertrinkungsunfall (Nußbeck et al. 2008, S. 172ff.).

Die medizinische Sichtweise ist wichtig, um den Begriff der geistigen Behinderung einzugrenzen, denn hier wird versucht, deren Entstehungszeitpunkt zu ermitteln. So können die angemessenen Maßnahmen und Hilfen herausgearbeitet werden, die im Sinne der geistigen Beeinträchtigung angewendet werden sollen. Damit diese Maßnahmen verwirklicht werden können, wird die pädagogische Sichtweise ergänzt.

2. Pädagogische Definition

Der Autor Speck definiert die pädagogische Perspektive als eine Betrachtung der Behinderung in Bezug auf Bildung und Erziehung. Die Aufgabe der Pädagogik liegt darin, trotz der gegebenen Bedingungen, Bildung und Erziehung zu garantieren und zu ermöglichen. Somit soll die Pädagogik den Lernprozess durch die Lernmöglichkeiten und die entsprechenden Lernumweltgestaltung fördern. Dazu müssen individuelle Methoden und Erziehungs- sowie Bildungsziele betrachtet werden (Speck 2016, S. 70ff.).

„Was pädagogisch zu gestalten ist, bestimmt sich nicht primär oder allein von der Behinderungsart her, der ein Kind zugeordnet wird, und von Normen einer Behinderungs- oder Defizitorientierung, sondern hat sich umgekehrt daran zu orientieren, was ein Kind pädagogisch braucht, um trotz seiner Lernhindernisse die ihm möglichen Persönlichkeits- und Sozialkompetenzen (Fertigkeiten, Einstellungen) zu erlangen, die ihm eine sinnvolle soziale Teilhabe an seiner Lebenswelt ermöglichen." (Speck 2016, S. 74.)

Die pädagogische Sichtweise beinhaltet nach dieser Definition die pädagogische Förderung, die in Erziehung und Therapie gegliedert ist. Dabei spielt der Schweregrad der Beeinträchtigung eine entscheidende Rolle. Dieser wird als Indikator dafür genutzt, welche Betreuungs- und Erziehungsmaßnahmen für das Individuum notwendig sind. Durch diese individuelle Anpassung steht die ‚Person selbst' im Mittelpunkt. Indem die Bedürfnisse und Ressourcen auf das Individuum abgestimmt werden, wird versucht, den Betroffenen ein selbstbestimmtes Leben zu ermöglichen. Durch das erlangte Wissen, welche Betreuungs- und

Erziehungsmaßnahmen individuell greifen können, sollen Unter- und Überforderung der geistig Beeinträchtigten sowie der professionellen Betreuer*innen verhindert werden. Speck legt in seinen Veröffentlichungen den Fokus der pädagogischen Sichtweise auf Hilfe zur Selbsthilfe. Das bedeutet, dass die professionelle Hilfe die Adressat*innen befähigen soll, ihre sozialen Probleme selbst zu bearbeiten. Der Weg zu dieser Bearbeitung wird ihnen von den professionellen Fachkräften gezeigt, das Ziel dieser Hilfe ist, dass die Adressat*innen später ein selbstbestimmtes Leben führen können (Speck 2016, S. 72ff.).

Die pädagogische Definition zeigt, dass eine Beeinträchtigung nicht nur auf organische und genetische Schädigungen zurückzuführen ist, sondern auch auf das Verhalten und die Persönlichkeit, die durch soziale Prozesse geprägt sind. Dementsprechend ist die pädagogische Definition ein wichtiger Aspekt, um das Thema der geistigen Beeinträchtigung darzustellen. Die medizinische und die pädagogische Definition zeigen, dass keine exakte Definition von geistiger Behinderung aufgestellt werden kann, da unterschiedliche Merkmale der Beeinträchtigung betrachtet werden müssen, um diese zu klassifizieren.

Nach der allgemeinen Auseinandersetzung mit den theoretischen Sichtweisen auf die geistige Behinderung werden im folgenden Kapitel die Besonderheiten behandelt, die sich im Bereich der Sexualität für Menschen mit einer geistigen Behinderung ergeben.

III.   Sexualität und geistige Behinderung

Im folgenden Kapitel werden sowohl die Besonderheiten der Entwicklung der Sexualität bei Menschen mit einer geistigen Behinderung thematisiert als auch deren sexuelles Erleben erklärt.

1. Entwicklung der eigenen Sexualität bei Menschen mit geistiger Behinderung

Die Sexualität von Menschen mit einer geistigen Behinderung wird in der Gesellschaft als Tabuthema wahrgenommen, da deren Sexualtrieb entweder stark ausgeprägt ist oder komplett fehlt. Durch die geistige Behinderung kann eine sexuelle Beeinträchtigung gefördert und somit das Auftreten des Schamgefühls verzögert werden. Dies wird aber oft als ‚nicht normal' oder als ‚störend' von ihren Mitmenschen empfunden. Trotz der geistigen Beeinträchtigung findet die sexuelle Reifung bei den meisten der Betroffenen ohne eine Entwicklungsverzögerung statt. Dazu kommen eine unzureichende Sexualerziehung und keine ausreichende Vorbereitung auf die Pubertät. Menschen mit einer geistigen Behinderung haben oftmals Schwierigkeiten, weil die Veränderungen während der Pubertät nicht richtig verarbeitet werden können und die Betroffen damit überfordert sind. Darüber hinaus werden sie sich dadurch ihre Beeinträchtigung bewusst, was viele als schmerzhaft empfinden. Die Pubertät ist für Menschen ohne Behinderung schon mit Veränderungen und Umstellungen verbunden. Wenn Menschen mit einer geistigen Behinderung gerade durch die Pubertät merken, dass sie ‚anders' sind, fällt es ihnen schwerer, ihr Erscheinungsbild anzunehmen und so ein gesundes Selbstverständnis von ihrem Körper zu entwickeln (Stöppler 2017, S. 120ff.). Mit den Veränderungen in der Pubertät werden auch die Veränderungen innerlich und äußerlich der einzelnen Personen deutlich. Weil sich Menschen mit einer geistigen Behinderung anders verhalten als Menschen ohne Beeinträchtigung, werden sie oft von den anderen Personen ausgeschlossen. Die Jugendlichen ohne Behinderung empfinden dieses Verhalten als seltsam und eine Folge davon kann das Ausschließen der Betroffen bedeuten. Das kann bei den Betroffenen zu Frustration führen, weil sie sich allein, einsam und ausgegrenzt fühlen. Diese Frustration durch Ausgrenzung sowie durch die Veränderungen im Körper können bei den Betroffenen negative Gefühle über ihr Aussehen hervorrufen, was zu einem aggressiven Verhalten gegenüber dem eignen Körper sowie gegenüber den Mitmenschen führen kann (Ortland 2008, S. 72ff.). Dazu kommt, dass die Eltern ihre Kinder mit einer Beeinträchtigung nicht altersgerecht behandeln und auf das alltägliche Leben vorbereiten (Ortland 2008, S. 75ff.).

Fegert fand in seinen Forschungen heraus, dass in den Institutionen für Menschen mit einer geistigen Behinderung keine Sexualerziehung stattfindet. Es wird nur ein Gespräch geführt, wenn ein Vorfall eines sexuellen Übergriffes stattgefunden hat. Dieses Vorgehen etabliert sich, weil sich die Mitarbeiter*innen nicht dafür verantwortlich fühlen, dieses Thema anzusprechen und eine passive Einstellung dazu haben. Auch wenn Menschen mit einer geistigen Behinderung sich in Bezug auf die Veränderungen während der Pubertät nicht sprachlich äußern können, heißt das nicht, dass sie diese nicht wahrnehmen (Fegert 2006, S. 255ff.).

Eine geistige Behinderung erschwert somit die Entwicklung in der Adoleszenz, da sich die Betroffenen nicht nur mit ihrem Körper, der sich verändert, zurechtfinden, sondern sich auch dem Gefühl der Unvollkommenheit widmen müssen. Dementsprechend wird die Auseinandersetzung mit ihrem Selbstbild aufgrund der kognitiven Einschränkungen sowie aufgrund des fehlenden Sachwissens gestört. Das Umfeld, wie zum Beispiel die Eltern, können ebenfalls die Selbstfindung stören, wenn die Betroffenen in ihrem Umfeld überbehütet werden.

Im nächsten Kapitel wird der Einfluss einer geistigen Behinderung auf das sexuelle Erleben geschildet.

2. Das sexuelle Erleben mit einer geistigen Behinderung

Die geistige Beeinträchtigung kann auch ein beeinträchtigtes sexuelles Erleben hervorrufen, das eine starke Auseinandersetzung mit dem eigenen Körper verlangt, um zu einer eigenen sexuellen Identität zu gelangen.

Wenn Verletzungen im Gehirn stattgefunden haben, können Störungen der Koordination und der Bewegung sowie eine Muskelspannung, die nicht der Norm entspricht, auftreten. Zerebrale Störungen können aber auch eine Schädigung der Sprache sowie epileptische Anfälle hervorrufen. Diese Störungen können sich auf die sexuelle Funktionsfähigkeit auswirken, was bei den Betroffenen eine verminderte oder eine vermehrte genitale Sekretion zur Folge haben kann. Eine verminderte Sekretion kann dazu führen, dass der Geschlechtsverkehr als schmerzhaft empfunden wird. Darüber hinaus wird der Geschlechtsverkehr durch die Bewegungs- und die Koordinationsstörungen erschwert und Berührungen können als weniger lustvoll empfunden werden (Ortland 2008, S. 20ff.). Darüber hinaus können Querschnittslähmungen, die durch eine Schädigung des Rückenmarks entstehen, eine Lähmung der Beine sowie eine Störung der Blase und des Mastdarms zur Folge haben, die eine Inkontinenz des Harns und des Stuhls hervorrufen. Menschen mit einer Querschnittslähmung können unter Problemen bei der Erektion und der Ejakulation leiden sowie beim Erleben des Orgasmus und beim Empfinden von Gefühlen im Genitalbereich. Außerdem können bei Frauen Probleme bei der Flüssigkeitsabsonderung in der Vagina auftreten (Ortland 2008, S. 25f.). Dementsprechend haben körperlich bedingte, funktionelle sexuelle Beeinträchtigungen einen negativen Einfluss auf die Entwicklung der eigenen Sexualität und deren Auslebung.

Das nächste Kapitel beschäftigt sich mit dem Thema der sexuellen Gewalt im Allgemeinen. Dies beinhaltet die Definitionen, die Täterprofile und die Folgen eines sexuellen Übergriffes für das Opfer.

IV. Sexuelle Gewalt im Allgemeinem

Der Begriff der sexuellen Gewalt ist ein Oberbegriff und steht für eine Ausübung von Gewalt, deren Motivation sexuell begründet ist. Es gibt verschiedene Arten von sexueller Gewalt, dementsprechend kann der Begriff nicht verallgemeinert werden. Im folgenden Kapitel werden die verschiedenen Definitionen hierzu erläutert.

1. Definitionen

Als sexuelle Gewalt wird jede Form von Übergriff auf die sexuelle Selbstbestimmung definiert. Das bedeutet, dass jeder sexuelle Kontakt, der nicht im gegenseitigen Einverständnis stattfindet, als sexuelle Straftat bewertet werden kann. Dazu gehören zum Beispiel Vergewaltigungen sowie sexuelle Übergriffe sowie das intime Berühren einer Person ohne deren Einwilligung. In der fachwissenschaftlichen Literatur wird der Begriff des sexuellen Missbrauchs vom Begriff der sexuellen Misshandlung unterschieden, um differenzierter auf den Begriff der sexuellen Gewalt einzugehen. Ein sexueller Missbrauch findet statt, wenn Menschen entweder bewusst gezwungen werden, sexuelle Handlungen auszuüben oder wenn sie in diese miteinbezogen werden, ohne sich dem Zweck und den Konsequenzen bewusst zu sein. Das bedeutet aber nicht unbedingt, dass diese sexuellen Handlungen gegen den Willen des Gegenübers stattfinden oder dass sie durch gewalttätiges Handeln erzwungen werden. Das sexuelle Vergehen von Erwachsenen an Kindern kann als Beispiel eines sexuellen Missbrauchs genannt werden. Im Gegensatz zum sexuellen Missbrauch setzt die sexuelle Misshandlung eine Anwendung von Gewalt voraus. Demnach wird sie als sexuelle Handlung definiert, die unter Einwirkung von Gewalt und gegen den Willen des Gegenübers ausgeübt wird. Inwiefern die sexuelle Handlung als einvernehmlich eingestuft werden kann, muss im Einzelfall beurteilt werden (Remschmidt 2005, S. 330ff.).

In der Wissenschaft sowie in der Fachpraxis wird im Allgemeinen der Begriff der sexuellen Gewalt verwendet. Dieser beschreibt Gewalttaten, die mit sexuellen Mitteln verübt werden. Um die Form der Taten in der Gesellschaft besser verständlich in der Gesellschaft zu machen, wurde der Begriff sexualisierte Gewalt eingeführt, denn die unterschiedlichen Umschreibungen, wie zum Beispiel ‚sexueller Missbrauch' oder ‚sexueller Übergriff' werden dem Ausmaß oftmals nicht gerecht. Bei den Übergriffen geht es den Täter*innen nämlich nicht um die Sexualität, sondern um die Gewalt, demnach beschreibt sexualisierte Gewalt jede sexuelle Handlung gegenüber einer Person, im Zuge derer Macht und Autorität missbraucht werden. Die sexualisierte Gewalt kann Wandlungsprozesse durchleben, aus denen sich neue Formen entwickeln, wie zum Beispiel das aktuelle Thema der Herstellung und Verbreitung von kinderpornografischem Material im Internet zeigt (Sekretariat der deutschen Bischofskonferenz 2011, S. 11ff.).

2. Folgen eines sexuellen Übergriffes für das Opfer

Es lassen sich unterschiedliche Folgen sexueller Gewalt feststellen, die das Leben der Betroffenen einschränken können. Die Folgen, die in den nächsten Unterkapiteln erklärt werden, lassen sich in psychosomatische, psychische und psychosoziale Folgen unterteilen.

Im folgenden Kapitel werden zuerst die physischen und die psychosomatischen Folgen erläutert.

2.1. Physische und psychosomatische Folgen

Sexuelle Gewalt lässt sich in physischer Hinsicht an körperlichen Verletzungen erkennen, wie zum Beispiel an striemenartigen Spuren, Bisswunden, blauen Flecken und Verletzungen im Genitalbereich. Es gibt aber auch Formen von sexuellem Missbrauch, die keine sichtbaren physischen Spuren hinterlassen, wie zum Beispiel Exhibitionismus.

Psychosomatische Folgen können daraus entstehen, dass Opfer einer ungewollten sexuellen Handlung versuchen, die Gewaltsituation zu verdrängen. Die Folgen können sich in Schlafstörungen äußern, weil die Opfer durch die sexuelle Erfahrung beispielsweise Angst vor der Dunkelheit haben. Andere psychosomatische Folgen können die Entstehung von Hauterkrankungen wie Akne sowie Bauch- und Unterleibsschmerzen sein. Wenn der sexuelle

Übergriff in der Kindheit sattgefunden hat, kann er dazu führen, dass die Betroffenen ins Bett einnässen oder einkoten. Bei den Mädchen kann es zu Blutungen sowie zu einer frühen Schambehaarung kommen. Dazu können Migräne sowie Asthma, Mager- oder Esssucht eine Folge der sexuellen Gewalt sein. Vor allem die Esssucht kann in diesen Fällen sehr häufig vorkommen, da sie eine Form des Widerstands ist, um durch das zusätzliche Körpergewicht unattraktiv für die Täter*innen zu wirken. Dieses Verhalten kann sich auch im hygienischen Bereich manifestieren. Die Opfer versuchen, durch die Vernachlässigung der Hygiene und des Aussehens die Täter*innen auf Distanz zu halten (Hornberg et al. 2008, S. 15f.).

Zu den physischen und psychosomatische Spätfolgen einer sexuellen Misshandlung zählen meistens chronische Körperschmerzen, wie zum Beispiel Kopf- und Unterleibsschmerzen, die bei einigen Personen täglich auftreten können. Die Opfer sind auch anfälliger für Infektionskrankheiten, Erkrankungen der Herzkranzgefäße und Diabetes Typ-2. Sogar das Erbgut kann durch die negativen Erlebnisse beeinträchtigt sein. Daraus ergibt sich insgesamt, dass die Mehrheit der Betroffenen unter den Symptomen einer posttraumatischen Belastungsstörung leidet (Hornberg et al. 2008, S. 15f.).

Darüber hinaus entstehen auch psychische sowie psychosoziale Folgen aus einer geistigen Beeinträchtigung.

2.2.   Psychische und psychosoziale Folgen

Zu den direkten psychischen Folgen gehören unterschiedliche Ausprägungen von Ängsten, wie zum Beispiel der Angst vor Autoritätspersonen, Räumen, alltäglichen Situationen oder vor bestimmten Personen. Andere Folgen können ein aggressives Verhalten, Scham- und Schuldgefühle sowie ein geringes Selbstwertgefühl sein. Hinzu kommt eine exzessive Körperpflege, wie zum Beispiel zwanghaftes Händewaschen oder Zähneputzen. Dieses Verhalten kann dadurch hervorgerufen werden, dass die Betroffenen die Täter*innen mit der Hand oder oral befriedigen mussten. Eine andere Folge ist ein aggressives Verhalten, das sich durch Wut der Opfer gegenüber sich selbst und anderen äußert. Das soziale Verhalten kann auch durch das ungewollte sexuelle Erleben stark beschädigt werden und ein sexualisiertes Verhalten wie zum Beispiel übermäßige Masturbation hervorrufen. Dazu kommt, dass die Opfer eines sexuellen Missbrauchs oft als Einzelgänger*innen in der Gesellschaft unterwegs sind. Dieses Phänomen kann vor allem in der Schule beobachtet werden. Distanzlose Verhalten kann dadurch entstehen, dass die Betroffenen ihre Grenzen nicht einschätzen und ihre Mitmenschen nicht spüren und respektieren können, weil die Täter*innen ihre Grenzen missachtet haben. Kinder verarbeiten das Geschehen oftmals im Malen von Bildern oder im Spielen mit Puppen, wo sie das Geschehen ausdrücken, das sie nicht in Worten fassen können (Hornberg et al. 2008, S. 17.)

Die langfristigen psychischen und psychosozialen Spätfolgen eines sexuellen Übergriffs können sich in einem gestörten Sexualleben der Opfer äußern. Dazu gehört auch die Angst, körperliche Nähe und Intimität zuzulassen. Dies kann das Sozialleben der Opfer beeinflussen, wenn sie sich dadurch zum Beispiel nicht in der Lage fühlen, eine langfristige Beziehung zu führen und sich auf diese emotional und sexuell nicht einlassen können. Sexualität bedeutet für die Mehrheit der Menschen eine lustvolle und positive Erfahrung, im Gegensatz zu den Opfern sexuellen Missbrauchs, die Sexualität und intime Beziehungen mit Scham, Ekelgefühlen, Schmerzen und Erniedrigung verbinden. In Verbindung damit können Schwierigkeiten beim Orgasmus auftreten sowie ein psychisch bedingter Scheidenkrampf. Außerdem können gewisse Berührungen, Gerüche sowie verbale Äußerungen dazu führen, dass die negativen Erinnerungen und Erfahrungen hervorgerufen werden. Durch die negative sexuelle Erfahrung kann es sein, dass die Betroffenen sich nicht mehr als Menschen wahrnehmen, sondern als Objekt der Begierde und dazu dienen, den Partner / die Partnerin zu befriedigen. Zusätzliche Spätfolgen können sich in einem selbstverletzenden Verhalten äußern, wie zum Beispiel im Ritzen. Dazu gehört auch ein Suchtverhalten, wie zum Beispiel ein exzessiver Drogen- oder Alkoholkonsum, um sich selbst zu ‚betäuben' und den inneren Schmerz zu lösen. Um diesen zu bekämpfen, können die Betroffenen, wie oben schon erwähnt, auch ein exzessives Essverhalten entwickeln. Sie essen, um ein angenehmes Gefühl im Bauch zu haben oder sie fallen in eine Magersucht, weil sie ihren Körper hassen. Der Grund für all diese Verhaltensweisen ist, dass die Betroffenen ihrem Körper den Schmerz zufügen und ihn in dem Sinne quälen, wie die Täter*innen ihn gequält haben (vgl. ebd.).

Die häufigste Langzeitfolge eines sexuellen Übergriffes äußert sich in einem geringen oder gar keinem Selbstwertgefühl. Dies ist durch die negativen Erfahrungen, durch die Erniedrigungen, die Drohungen zur Geheimhaltung sowie durch die Schuldgefühle zu erklären. Daraus folgen kann, dass sich die Betroffenen ihr restliches Leben lang schmutzig, schutzlos und wertlos, und die somit kein Selbstwertgefühl entwickeln können. Hinzu kommt, dass die Opfer fast täglich Alpträume erleben, denn die Angst einzuschlafen und die Bilder der sexuellen Gewalterfahrungen wieder vor Augen zu haben, ist ständig präsent. In diesem Kontext können die Betroffenen ihr Leben lang unter Panikattacken und Angststörungen leiden, die sie begleiten und ein ‚normales' Leben erschweren oder sogar verhindern. Deren Folgen können sich dadurch kennzeichnen, dass sich die Betroffenen aus dem sozialen Leben zurückziehen, die Wohnung nicht mehr verlassen, den Kontakt zu Freund*innen abbrechen und nicht mehr zur Arbeit gehen können. Das Abkapseln kann zu Suizidgedanken sowie Suizidversuchen führen. Diese Folgen sind lebensbedrohlich und erfordern fachliche Hilfe, damit die Betroffenen wieder ein ‚normales' Leben führen können und um die Teilnahme am sozialen Leben zu ermöglichen, in dem sie sich wieder wohlfühlen (Hornberg et al. 2008, S. 17f.).

Das nächste Kapitel beschäftigt sich mit der sexuellen Gewalt in Bezug auf geistige Behinderungen. Dabei werden die aktuellen Forschungsergebnisse dargestellt und die Frage bearbeitet, inwieweit sich die Gefahr erhöht, aufgrund einer geistigen Beeinträchtigung Opfer eines sexuellen Übergriffs zu werden.

V. Sexuelle Gewalt in Bezug auf geistige Behinderungen

1. Aktuelle Forschungsergebnisse

In den Statistiken der Polizei kann die Häufigkeit sexueller Gewalt gegenüber Menschen mit einer geistigen Behinderung nicht genau festgestellt werden, da die sexuellen Übergriffe diesen gegenüber nicht separat erfasst und dokumentiert werden. Die weltweite Forschung zur Erfassung von sexueller Gewalt an Menschen mit einer geistigen Behinderung steht immer noch am Anfang und lässt keine Schlüsse über die Häufigkeit zu. Die internationale Forschung veröffentlicht mehr Studien, die als repräsentativ gelten, als die deutsche Forschung. In der USA wurde eine Studie von Basile et al. durchgeführt, in der 10.000 erwachsenen Frauen und 7.500 Männern im Jahr 2010 telefonisch befragt wurden. In dieser Studie wurde herausgefunden, dass Menschen mit einer geistigen Behinderung unabhängig vom Geschlecht einer höheren Gefahr ausgesetzt sind, Opfer sexueller Gewalt zu werden als Menschen ohne geistige Behinderung (Basile et al. 2016, S. 928ff.). Da die Forschungen und die Forschungsergebnisse das Kriterium der Repräsentativität nicht erfüllen können, weil bei der Befragung der Opfer mit einer geistigen Behinderung genaue Angaben und die Glaubwürdigkeit der Betroffenen fehlen, gibt es wenige Forschungsergebnisse aus Deutschland. Dennoch haben Noack und Hard herausgefunden, dass junge Mädchen mit einer geistigen Behinderung drei- bis viermal häufiger Opfer von sexueller Gewalt werden als Jungen mit einer geistigen Behinderung. Die Forschungsergebnisse ergaben darüber hinaus, dass die Täter*innen überwiegend männlich sind und aus unterschiedlichen Kreisen stammen. Sie können Väter, Mitbewohner der Einrichtung, Onkels oder Therapeuten sein (Bungart 2005, S. 25ff.). Sie stehen meistens in einem Vertrauens- und Abhängigkeitsverhältnis zu den Opfern. Eine Studie von Becker bestätigt diese Annahme und ermittelt, dass viele sexuelle Übergriffe an Menschen mit geistiger Behinderung Wiederholungstaten sind. Zu dem gleichen Ergebnis kommt auch Senn. Er bestätigt, dass Menschen mit einer geistigen Behinderung viermal häufiger Opfer von sexueller Gewalt sind als Menschen ohne geistige Behinderung (Bungart 2005, S. 33ff.).

Im folgenden Kapitel wird der ‚Opferstatus' der Betroffenen präziser erläutert.

2. Geistige Behinderung und ‚Opferstatus'

Senn stellt, wie bereits erwähnt, in seinen Forschungen fest, dass die Betroffenen durch ihre geistige Behinderung öfter Opfer einer sexuell motivierten Straftat werden. Er bestärkt seine These, indem er das Abhängigkeitsverhältnis von Menschen mit einer geistigen Behinderung zu anderen Personen berücksichtig. Aufgrund ihrer geistigen Behinderung, ist die Beziehung durch Abhängigkeit gekennzeichnet, die einen sexuellen Übergriff fördern kann, da sie den Täter*innen ein Gefühl von Macht vermittelt. Demnach können Menschen mit einer geistigen Behinderung als ‚leichte Opfer' angesehen werden. Es gibt unterschiedliche Ursachen für deren Abhängigkeit (Bungart 2005, S. 25ff.). Durch die eingeschränkten kognitiven Fähigkeiten können Menschen mit einer geistigen Behinderung leichter durch andere Personen beeinflusst werden. Da der Förderbedarf bei den Betroffenen in den meisten Fällen ein Leben lang andauert, wird der Prozess der Ablösung vom Elternhaus erschwert und erfolgt meistens gar nicht. Demnach fällt es den Eltern schwer, ihr Kind als erwachsenen anzusehen und dementsprechend zu behandeln (Bungart 2005, S. 30ff.).

Menschen mit einer geistigen Behinderung, die auch eine körperliche Einschränkung haben, haben einen besonderen Hilfebedarf. Durch diesen entsteht ein körperliches sowie ein psychisches Abhängigkeitsverhältnis, aufgrund dessen zum Beispiel der Betreuer des Betroffenen ständig anwesend ist.

Dazu kommt, dass die Betroffenen ihr Handeln an die Forderungen anderer Personen anpassen, was ihnen die Unterscheidung zwischen einer fremdbestimmten und einer einvernehmlichen Handlung erschwert. Dies kann zu Problemen führen, sowohl beim Thema Sexualität als auch in alltäglichen Situationen. Wer die sexuelle Selbstbestimmung eines Menschen mit einer geistigen Behinderung ‚missbraucht', kann daraus einen Vorteil ziehen, indem er oder sie zum Beispiel dessen Sehnsucht nach körperlicher Nähe für sich nutzt. Seitens des Opfers wird dabei die sexuelle Handlung nicht als sexueller Übergriff wahrgenommen (Burgart 2005, S. 35ff.).

Ein anderer Aspekt, aufgrund dessen Menschen mit einer geistigen Behinderung ‚leichte Opfer' sind, sind die Institutionen, in denen sie tätig sind, wie zum Beispiel Wohneinrichtungen oder Werkstätte. Dort wird der Tagesablauf von den Betreuer*innen durchstrukturiert. Die Schlafens- und Essenszeiten sind beispielsweise klar geregelt und an eine immer wiederkehrende Uhrzeit gebunden. Darüber hinaus ist auch die Freizeit von den Institutionen organisiert, die die Aktivitäten bestimmen. Demnach können Menschen mit einer Behinderung ihre Freizeitgestaltung oft nicht selbst bestimmen und müssen ihre eigenen Bedürfnisse zurückstellen. Oft werden sie nicht als Individuen wahrgenommen, sondern als Mitglieder einer Gruppe, damit der strukturierte Tagesablauf organisiert abgewickelt werden kann (Bungart 2005, S. 32ff.). Weil die Betroffenen als ‚Gruppenwesen' angesehen werden, werden sie oft mit Eingriffen in ihre Intimsphäre konfrontiert. In Wohneinrichtungen leben sie häufig nicht in Einzelzimmern und es wird nicht auf geschlechtsspezifische Intimpflege Rücksicht genommen. Durch diese Fremdbestimmung kann es dazu kommen, dass Menschen mit einer geistigen Behinderung im sexuellen Bereich nicht zwischen Fremd- und Selbstbestimmung

14

unterscheiden können. Denn die Wahrnehmung der eigenen Identität, der eigenen Grenzen, der Fremd- sowie der Selbstbestimmung ist ein wichtiges Merkmal, um eine einvernehmliche von einer erzwungenen Handlung unterscheiden zu können (Walter 2005, S. 25ff.). Die Lebensumstände eines Menschen mit einer geistigen Behinderung weichen extrem von den Lebensumständen eines Menschen ohne geistige Beeinträchtigung jeglicher Form ab. Menschen mit einer geistigen Behinderung arbeiten oft nur in einer Wohneinrichtung, woraus ein negatives Selbstwertgefühl sowie Minderwertigkeitsgefühle resultieren können. Diese negativen Gefühle können dazu führen, dass Menschen mit einer geistigen Behinderung sich bei sexuellen Übergriffen nicht zur Wehr setzen können. Zudem kann das Minderwertigkeitsgefühl dazu führen, dass sie die sexuellen Kontakte zu Menschen ohne Behinderung als ‚positiv' ansehen, da diese ihre Normalität ‚bestärken' und so das Gefühl des fremdbestimmten Lebens mindern können (Bungart 2005, 33ff.).

Da Menschen mit einer geistigen Behinderung, wie oben schon erwähnt, ihren ganzen Alltag in einer Wohneinrichtung verbringen, liegt es nahe, dass Mitarbeiter*innen, Betreuer*innen aber auch Mitbewohner*innen zu den Täter*innen zählen können. Oftmals werden diese Institutionen ausgesucht, da es für die Täter*innen leichter erscheint, die Betroffenen für ihr Vorhaben auszunutzen. Die Mitarbeiter*innen der Wohneinrichtung zählen zu den Täter*innen, welche die sexuelle Tat leichter und unbemerkter begehen können. Dazu kommt, dass die Betroffenen sich nicht darüber im Klaren sind, was mit ihnen passiert ist und sie oftmals nicht mit außenstehenden Personen darüber reden können oder wollen. So können sich die sexuellen Übergriffe über Jahre hinwegziehen, ohne dass eine andere Person darüber in Kenntnis gesetzt wird (Bungart 2005, S. 35ff.). Ein weiterer Faktor, der Täter*innen dazu verleitet, Menschen mit einer geistigen Behinderung sexuell anzugreifen, ist das geringe Selbstwertgefühl der Betroffenen. Weil diese sich als ‚anders als die Anderen' wahrnehmen, können sie kein positives Gefühl zu ihrem Dasein aufbauen und empfinden ihren Körper als wertlos. Ein anderer Aspekt wäre zum Beispiel eine unzureichende Sexualerziehung. Die Fremdbestimmung in ihren Lebensbereichen kann die eigene Identitätsbildung und somit auch die sexuelle Identitätsentwicklung von Menschen mit einer geistigen Behinderung stören. Sie sind es darüber hinaus gewohnt, dass andere Personen, seien es ihre Betreuer*innen oder ihre Eltern, ihren Körper ansehen und anfassen, da die Betroffenen zum Beispiel bei ihrer Körperpflege auf Hilfe angewiesen sind. Dazu kommt, dass Menschen mit einer geistigen Behinderung es gewohnt sind, Schmerzen zu ertragen, die von anderen Personen unbewusst verursacht werden, wie zum Beispiel bei einer ärztlichen Untersuchung. Weil die Betroffenen vieles über sich ‚ergehen' lassen müssen und sich selbst nicht ausdrücken wollen oder können, werden sexuelle Übergriffe oft nicht als solche erkannt und wahrgenommen (Bungart 2005, S. 37f.).

Die Lebensumstände von Menschen mit einer geistigen Behinderung können dazu führen, dass sie Opfer eines Sexualverbrechens werden. Dies resultiert aus dem Abhängigkeitsverhältnis zu den Bezugspersonen und aus dem vorstrukturierten Tagesablauf, in dem die Intimpflege als sogenannte Grenzüberschreitung alltäglich ist. Somit fällt es den Betroffen schwer, zwischen alltäglichen Situationen und einem sexuellen Übergriff zu unterscheiden.

Das folgende Kapitel beschäftigt sich mit der Selbstbestimmung und dem Sexualstrafrecht um die rechtliche Lage der Betroffenen aufzuzeigen.

3. Selbstbestimmung und das Sexualstrafrecht

Bis 1997 wurden sexuelle Übergriffe nur strafrechtlich verfolgt, wenn nachgewiesen werden konnte, dass das Opfer zu sexuellen Handlungen gezwungen wurde. Wenn die Täter*innen zwar gegen den Willen des Opfers gehandelt haben, das Opfer sich aber nicht zur Wehr gesetzt hat und die Täter*innen somit keine Gewalt einsetzen mussten, minderte dies das Strafmaß erheblich. Darüber hinaus besagte das Gesetz, dass sich auch Menschen mit einer geistigen Behinderung zur Wehr setzen müssen, wenn eine Handlung gegen ihren Willen verübt wird. In diesem Kontext wird die unterschiedliche Sozialisation dieser Menschen im Gegensatz zu denjenigen ohne geistige Behinderung nicht beachtet. Dies führte zu einer mangelhaften Aufklärung der Betroffenen. Außerdem wurde der Aspekt, dass einige Betreuer*innen ihre Machtposition gegenüber den zu Betreuenden ausnutzen, um sie zu sexuellen Handlungen zu nötigen, außer Acht gelassen (Zinsmeister 2003, S. 23 f.).

1998 wurde das Sexualstrafrecht reformiert, um diese Lücken zu schließen. Bei der Strafzumessung sollte das Ausnutzen von Abhängigkeitsverhältnissen der Betroffenen berücksichtigt werden. Die Definition der Vergewaltigung und der sexuellen Nötigung wurde zusätzlich erweitert. Diese Erweiterung besagt, dass eine Vergewaltigung oder eine sexuelle Nötigung auch dann stattfindet, wenn dies nicht unter Anwendung und Androhung von Gewalt geschieht. Außerdem wird auch von Vergewaltigung oder Nötigung gesprochen, wenn eine Situation ausgenutzt wird, in der das Opfer nicht in der Lage ist, sich zu wehren. Oftmals sorgen Verständigungsschwierigkeiten für eine erschwerte Aufdeckung eines sexuellen Übergriffs auf Menschen mit einer geistigen Behinderung. Wenn eine strafrechtliche Verfolgung stattfindet, scheitert eine Verurteilung der Täter*innen oft an der angezweifelten Glaubwürdigkeit des Opfers vor Gericht (Zinsmeister 2003, S. 25f.).

Das nächste Kapitel erläutert die Prävention sexueller Gewalt in Bezug auf Menschen mit einer geistigen Behinderung.

VI. Prävention

Um eine effektive Prävention leisten zu können, müssen zunächst die Ursachen bestimmt werden. Menschen mit einer geistigen Behinderung empfinden es als ‚normal', dass sie aufgrund ihres Pflege- und Förderungsbedarfs andere Menschen sehr eng an den eigenen Körper heranlassen. Dadurch entwickeln sie das Gefühl, dass ihr Körper nicht nur ihnen selbst gehört. Dies erhöht das Risiko, Opfer einer sexuellen Straftat zu werden. Die Fremdbestimmung sowie die diversen Grenzüberschreitungen erschweren die Entwicklung eines gesunden Selbstbewusstseins und die Fähigkeit, sexuelle Gewalt sich selbst gegenüber zu erkennen. Dazu kommt eine unzureichende Sexualerziehung, die zu mangelnden und schlechten Kenntnisse über Sexualität führen kann, wodurch Menschen mit einer geistigen Behinderung ungewollte sexuelle Akte an sich selbst nicht wahrnehmen oder als solche erkennen können. Darüber hinaus sind sie Fremden gegenüber oftmals offener und können dadurch den negativen Effekt fördern, körperliche Annäherung zu erleichtern. In der Sexualerziehung werden solche Gefahrenpotenzierungen bei Menschen mit einer geistigen Behinderung thematisiert, um diese so zu reduzieren (Ortland 2008, S. 113ff.).

Die Thematisierung der sexuellen Gewalt in der Sexualerziehung als Prävention wird im folgenden Kapitel erläutert.

1. Sexualerziehung

In der Sexualerziehung geht es darum, das Bewusstsein für den eigenen Körper zu entwickeln, damit die Voraussetzung geschaffen werden kann, eigenmächtig über sich selbst entscheiden zu dürfen. Wichtig ist auch, sich den eigenen Gefühlen bewusst zu sein und diese wahrzunehmen. Um negative und positive Gefühle unterscheiden zu können, kann man in der Sexualerziehung auch die Begriffe ‚schöne Geheimnisse' und ‚schlechte Geheimnisse' verwenden. Schöne Geheimnisse können verwendet werden, um eine Situation darzustellen, an der die Personen Spaß haben und schlechte oder böse Geheimnisse für eine Handlung, die eine böse Absicht beinhaltet. Dies dient der Prävention, damit Menschen mit einer geistigen Behinderung zwischen guten und schlechten Berührungen unterscheiden können. Das Ziel der Sexualerziehung soll sein, dass sie sich in der Lage fühlen, sich gegen Erwachsene behaupten zu können. Ein weiterer, wichtiger Aspekt bei der Prävention sexueller Gewalt ist, dass die Betroffen erfahren, wo und wie sie Hilfe bekommen können und welche Möglichkeiten existieren. Denn es ist wichtig, den Betroffenen die Möglichkeit zu geben, sich an entsprechende Personen zu wenden, falls Hilfebedarf besteht. Die Sexualerziehung dient demnach der Prävention sexueller Gewalt, damit Menschen mit einer geistigen Behinderung in der Wahrnehmung gefährlicher Situation stärker sensibilisiert werden. Sie sollen außerdem die Selbstbehauptung erlernen und dabei unterstützt werden (Ortland 2008, S. 114f.).

Personen mit einer geistigen Behinderung brauchen im Rahmen ihrer Entwicklung in der Pubertät spezielle pädagogische Hilfe, die sie auch in der Entwicklung ihrer eigenen Sexualität bestärken soll. Dies soll in der Geistigbehindertenpädagogik durch das Konzept der Sexualerziehung erreicht werden, das in den nächsten beiden Kapiteln dargestellt wird.

1.1. Begründung

Das ‚Empowerment Konzept' sowie die Konzepte der Inklusion und der Integration setzen sich für die gleichen Lebensbedingungen für Menschen mit und ohne geistige Behinderung ein. Darüber hinaus soll die ‚Sonderbehandlung' der Menschen mit einer geistigen Behinderung beendet und das Konzept der Selbstbefähigung gestärkt werden, indem das Thema der Sexualität im Bezug darauf nicht ausgeschlossen werden soll. Auch wenn Menschen eine geistige Behinderung haben und auf Hilfe und Betreuung angewiesen sind, haben sie trotzdem ein Recht auf eine selbstbestimmte Sexualität (Nußbeck et al. 2008, S. 550ff.). Nach der ‚Erklärung der Rechte geistig behinderter Menschen' (Declaration on the Rights of Mentally Retarded Persons) der Vereinten Nationen haben Menschen mit einer geistigen Behinderung seit 1971 die gleichen Grundrechte wie Menschen ohne Behinderung. Zu diesen Rechten gehört auch das Recht auf Sexualität. Das Betreuungsgesetz unterstützt die Betroffenen in Bezug auf ihr Sexualleben, da das bestehende Prinzip der Fürsorge durch das Konzept der Selbstbestimmung ersetzt wurde. Menschen mit einer geistigen Behinderung benötigen nicht nur Hilfe im sexuellen Bereich, sondern auch Unterstützung bei ihrer sexuellen Sozialisation, wobei ihnen ein Weg gezeigt werden soll, ihre eigene sexuelle Identität zu entwickeln (Nußbeck et al. 2008, S. 559ff.).

Aus den Entwicklungen der Vergangenheit können unterschiedliche Ansätze der Sexualerziehung herausgearbeitet werden, die im folgenden Kapitel dargestellt werden.

1.2. Verschiedene Aspekte der Sexualerziehung

Die unterschiedlichen Ansätze der Sexualpädagogik basieren auf den unterschiedlichen Funktionen der Sexualität.

Die traditionell-repressive Sexualerziehung hebt die Funktion der Fortpflanzung innerhalb eines ehelichen Zusammenlebens hervor und ist religiös geprägt. In diesem Sinne gilt es, sexuelle Gefühle, die nicht zum Zweck der Fortpflanzung aufkommen, zu unterdrücken. Somit werden in der traditionell-repressiven Sexualerziehung beispielsweise auch keine Themen wie Selbstbefriedigung oder Empfängnisverhütung behandelt, weil diese nicht dem Fortpflanzungscharakter entsprechen. Im Gegenzug zur traditionell-repressiven Sexualerziehung widmet sich der emanzipatorische Ansatz der Sexualpädagogik der Lust. Dabei soll die Lust nicht unterdrückt werden, sondern es soll eine offene Auseinandersetzung mit der eigenen Sexualität sowie mit der Sexualität anderer Menschen stattfinden (Stein & Bless 2009, S. 127ff.).

In der interaktiv-kommunikativen Sexualerziehung geht es um das emotionale und soziale Lernen. Da eine sexuelle Identität nicht von der Entwicklung der eigenen Identität ausgeschlossen werden kann, muss die sexuelle Erziehung in die Erziehung mit eingebunden werden. Sie unterstützt auch bei der sexuellen Sozialisation sowie bei der aktiven Auseinandersetzung mit kulturellen Werten und Normen, damit jedes Individuum die eigene Sexualität reflektierend betrachten und unabhängige Entscheidungen auf diesem Gebiet treffen kann und auch soll. Die besonderen Bedürfnisse von Menschen mit einer geistigen Behinderung werden hier berücksichtigt. Somit werden im Rahmen der kommunikativen Sexualerziehung unterschiedliche Themen behandelt, wie zum Beispiel biologische, hygienische und gesundheitliche Inhalte, die Wahrnehmung des eigenen Körpers und Schönheitsideale, die Rolle des Geschlechts, freundschaftliche und partnerschaftliche Beziehungen und eheliches Zusammenleben, Empfängnisverhütung, Sterilisation, Nachwuchs usw. (Stein & Bless 2009, S. 132ff.).

Menschen mit einer geistigen Behinderung wachsen anders sozialisiert auf als Menschen ohne geistige Behinderung, deswegen haben sie auch andere Bedürfnisse und andere Schwierigkeiten, die sie bewältigen und die somit in der Sexualerziehung behandelt werden müssen. Zum Beispiel ist die Vermittlung biologischer, hygienischer und gesundheitlicher Inhalte ein wichtiger Bestandteil der Lernenden. Darüber hinaus sollen sie auch lernen, wie sie verantwortungsbewusst mit sich und ihrem Partner / ihrer Partnerin umgehen. Das Ziel der Sexualerziehung soll die Befähigung sein, in allen Bereichen der Sexualität selbstbestimmte Entscheidungen treffen zu können. Damit kann die Sexualerziehung für Menschen mit einer geistigen Behinderung eine Hilfe sein, ihre eigene sexuelle Sozialisation zu erreichen, um somit die Voraussetzung für die Entwicklung der sexuellen Identität zu erfüllen.

2. Prävention in Institutionen

Institutionen sollen eine pädagogische Hilfeleistung sowie eine Unterstützung bei der Bewältigung der alltäglichen Lebenssituationen der Betroffenen gewährleisten. Dementsprechend ist es schwierig, den Gedanken zuzulassen, dass in diesen Institutionen, in denen eigentlich eine Hilfeleistung gestellt werden soll, sexuelle Gewalt ein Thema sein kann. Dennoch muss in diesem Rahmen eine aktive Auseinandersetzung stattfinden, denn nur wenn bewusst wahrgenommen wird, dass das Thema der sexuellen Gewalt in den Einrichtungen präsent sein kann, können Präventionsmöglichkeiten ausgearbeitet werden. Die Mitarbeiter*innen und die Betreuer*innen sollen mit dem Thema der sexuellen Gewalt vertraut gemacht werden, da die Betroffenen auf deren Hilfe angewiesen sind. In vielen sozialen Bereichen, vor allem in der Behindertenhilfe, wird sich dieser Problematik aber bisher nicht gestellt. Oftmals ist es so, dass, wenn eine ungewollte sexuelle Handlung in sozialen Institutionen stattfindet, dieser Akt nicht in die Öffentlichkeit getragen wird. Stattdessen wird die Situation privat ‚gelöst', indem die Täter*innen aus ihrem Dient entlassen werden, um den Ruf der betroffenen Einrichtungen nicht zu schädigen (Andresen & Heitmeyer 2012, S. 96ff.). Dieses Verhalten führt dazu, dass sich die Täter*innen ‚sicher' fühlen. Denn durch die Intransparenz der Institutionen können die Täter*innen damit rechnen, dass sie gedeckt werden und auch keine entsprechende Strafe zu erwarten ist. Dies macht deutlich, dass in diesem Bereich Handlungsbedarf im Sinne von präventiven Maßnahmen besteht. Zum einen müssen sich die Institutionen bewusstwerden, dass sexuelle Übergriffe in dem Bereich stattfinden können und zum anderen müssen sie auf diesen Fall vorbereitet sein, um aktiv handeln zu können. Darüber hinaus muss das Bewusstsein herrschen, dass die potentiellen Täter*innen einen Vorteil für sich selbst sehen, wenn sie einen Beruf im sozialen Bereich ergreifen, um ihre Handlungen dort ausführen zu können (Zinsmeister 2011, S. 120ff.). Durch dieses Wahrnehmen der Gefahrenpotenziale kann eine aktive Auseinandersetzung mit der Problematik der sexuellen Gewalt in Institutionen stattfinden. Ein wichtiges Merkmal einer aktiven Auseinandersetzung mit unterschiedlichen Themen in sozialen Institutionen ist der Umgang mit Kritik und Beschwerden. Diese sollen von der Leitung der Institution ernst genommen und es sollen innovative Verbesserungsvorschläge gemacht werden. Darüber hinaus ist es wichtig, dass bei jeder Äußerung Diskretion zu erwarten ist und dass die Person, die eine Kritik äußert, mit keinen negativen Folgen rechnen muss. Deswegen sollte die Möglichkeit der anonymen Beschwerde bestehen. Eine aktive und offene Auseinandersetzung mit Kritik und Beschwerden kann zu einer Prävention von Fehlverhalten sowie dessen Aufdeckung führen. Dazu gehört auch die eigene Reflektion der Mitarbeiter*innen, die durch die Supervision erreicht werden kann, in der die Mitarbeiter*innen ihr Verhalten selbst reflektieren (Zinsmeister 2011, S. 133ff.).

Weil Menschen mit einer geistigen Beeinträchtigung aufgrund der strukturellen Gegebenheiten in Institutionen einer erhöhten Gefahr ausgesetzt sind, Opfer sexueller Gewalt zu werden, bedarf es präventiven Maßnahmen auf institutioneller Ebene.

Nachdem die theoretische Darstellung der Arbeit dargestellt wurde widmet sich das nächste Kapitel der Reflexion des Themas sowie der Bearbeitung der unterschiedlichen Fragestellungen, welche in der Einleitung erwähnt wurden.

VII. Reflexion

In der Reflexion werden die unterschiedlichen Themen in Bezug auf die geistige Behinderung und die Sexualität sowie die geistige Behinderung und die sexuelle Gewalt behandelt.

Die Schwierigkeiten in der sexuellen Entwicklung bei Menschen mit einer geistigen Behinderung sind nicht immer auf ihre Beeinträchtigung zurückzuführen, sondern oftmals von der Gesellschaft hervorgerufen. Diese These wurde im Kapitel ‚Sexualität und geistige

Behinderung' behandelt und beinhaltet die besonderen Herausforderungen für Menschen mit einer geistigen Behinderung im Kontext der Gesellschaft.

Das erste Merkmal ist das fehlende Schamgefühl der Betroffenen, das dadurch bedingt ist, dass sich ihre Sexualität später vollzieht als die von Menschen ohne geistige Beeinträchtigung. Diese Verzögerung ergibt sich daraus, dass ihre allgemeine Entwicklung ebenfalls verzögert abläuft. Dieses fehlende Schamgefühl führt dazu, dass Menschen mit einer geistigen Behinderung auch in der Öffentlichkeit einen offenen Umgang mit ihrem Körper haben, was in der Gesellschaft nicht akzeptiert oder als störend oder peinlich empfunden wird. Das Gefühl der Peinlichkeit entsteht, weil die Gesellschaft über kein Wissen in Bezug auf Menschen mit einer geistigen Behinderung verfügt. Diese werden als triebgesteuert und schamlos beurteilt. Dementsprechend wäre es hilfreich, die Gesellschaft über die Gründe dieses Verhaltens aufzuklären, um ihre missbilligende Haltung gegenüber Menschen mit einer geistigen Behinderung zu mindern (Stein & Bless 2009, S. 120ff.).

Das zweite Merkmal, das eine Erschwernis bei der sexuellen Entwicklung auslösen kann, sind die sexuelle Reifung und die geistige Entwicklung, die keine Verzögerung ausweist. Das Auftauchen dieser Problematik könnte die Gesellschaft vermeiden, indem sie Heranwachsende mit einer geistigen Behinderung genügend unterstützende Maßnahmen zur Verfügung stellt. Diese sollen verhindern, dass eine Verwirrung auftritt, wenn zum Beispiel die erste Menstruation einsetzt oder die erste Ejakulation sattfindet.

Ein weiterer Aspekt umfasst die eingeschränkten Möglichkeiten der Betroffenen, ihre Sexualität selbstständig auszuleben. Oftmals sind die Begleiterscheinungen einer geistigen Behinderung körperliche Einschränkungen, die ein selbständiges Ausleben der Sexualität einschränken können. Hilfestellungen scheitern oftmals an den Moralvorstellungen der Betreuer*innen. Stattdessen sollte es in einer Gesellschaft als selbstverständlich angesehen werden, dass Menschen mit einer geistigen Beeinträchtigung auch das Bedürfnis haben, ihre Sexualität ausleben zu können und zu müssen. Wenn sie dabei unterstützt werden, könnte die Problematik überwunden werden (Stein & Bless 2009, S. 127ff.). Darüber hinaus können die äußeren Lebensumstände, wie zum Beispiel ein überbehütendes Elternhaus oder die Strukturen in einer Wohneinrichtung für Menschen mit einer geistigen Behinderung, die Entwicklung der eigenen sexuellen Identität stark beeinträchtigen. Denn vor allem in den vorgesehenen Wohneinrichtungen gibt es keinen Raum für ihre Intimsphäre (Bungart 2005, S. 30ff.).

Das folgende Kapitel befasst sich mit Sexualerziehung als pädagogischer Konsequenz, die eine Möglichkeit der Prävention darstellen soll.

1. Sexualerziehung als pädagogische Konsequenz

Eine der Fragestellung dieser Bachelorarbeit war, welche pädagogischen Schlüsse aus der besonderen Situation von Menschen mit einer geistigen Behinderung in Bezug auf ihre Sexualität gezogen werden können. In diesem Zusammenhang wurde das Konzept der Sexualerziehung für die Betroffenen herausgearbeitet.

In früheren Zeiten wurde die Sexualität von Menschen mit einer geistigen Beeinträchtigung wenig bis gar nicht beachtet. Dementsprechend wurden die Betroffenen auch nicht über das Thema aufgeklärt, weil es als unnötig empfunden und vernachlässigt wurde. Daraus hat sich eine starke Unsicherheit der Betroffenen in der Pubertät entwickelt und es wird die Annahme bestärkt, dass diese Menschen Opfer eines sexuellen Übergriffs werden könnten, da sie nicht gelernt haben, einen solchen zu erkennen und ihn als sexuelle Gewalt einzuordnen (Ortland 2008, S. 75ff.).

In dem Kapitel über Sexualerziehung wurde die kommunikative Sexualerziehung besprochen, die Menschen mit einer geistigen Behinderung eine Unterstützung bei ihrer sexuellen Sozialisation bieten soll. Dadurch sollen die Betroffenen ihre eigene Sexualität selbst bestimmend erlernen und somit zu einer eigenen sexuellen Identität gelangen. In der kommunikativen Sexualerziehung sollen die Themen behandelt und reflektiert werden, die Menschen mit einer geistigen Behinderung betreffen sowie auch allgemeiner Lernstoff. Die kommunikative Sexualerziehung stellt eine gute Vorbereitung auf die kognitive Auseinandersetzung mit den körperlichen Veränderungen dar, die in der Pubertät stattfinden. Sie bildet aber auch eine gute Grundlage für den Umgang mit den Veränderungen der Gefühlswelten und Bedürfnisse in dieser Phase. Außerdem soll die Sexualerziehung eine Unterstützung bieten, um sexuelle Übergriffe wahrzunehmen, zu erkennen sowie diesen vorzubeugen (Ortland 2008, S. 2008, S. 80).

Dennoch stellt sich wie in allen sozialen Hilfeleistungen die Frage, inwieweit es möglich ist, die Sexualerziehung in der Praxis so aufzubauen, dass die Lernsituation und die Bedürfnisse der einzelnen Personen individuell angepasst werden. Es müssen andere Unterstützungsmaßnahmen angeboten werden, wenn Menschen mit einer geistigen Behinderung zum Beispiel die Sprache als Kommunikationsmittel nicht nutzen können. Die kommunikative Sexualerziehung kann keinen ausreichenden Schutz vor sexuellen Übergriffen gewährleisten, egal wie stark die Beeinträchtigung der Betroffenen kognitiv und körperlich ist.

Demnach bedarf es weiterer präventiver Maßnahmen, die im folgenden Abschnitt erläutert werden.

2. Prävention sexueller Gewalt an Menschen mit einer geistigen Behinderung

Die Prävention sexueller Gewalt an Menschen mit einer geistigen Behinderung muss auf unterschiedlichen Ebenen betrachtet werden, um sexuellen Übergriffen vorbeugen zu können. Diese drei Ebenen sind die persönliche, die institutionelle sowie die gesellschaftliche Ebene.

Die persönliche Ebene wurde bereits im Rahmen der Sexualerziehung thematisiert. Die Themen, die in der Sexualerziehung behandelt und reflektiert werden, sollen auf die einzelnen Menschen mit einer geistigen Behinderung abgestimmt werden. Diese sollen sich ihrer eigenen Grenzen bewusst werden und das Bewusstsein auf ihr Recht auf Selbstbestimmung im Bereich der Sexualität erlangen, um dadurch sexuelle Übergriffe zu erkennen und abwehren zu können (Bungart 2005, S. 30f.).

Die institutionelle Ebene bezieht sich auf die Einrichtungen, die Menschen mit einer geistigen Behinderung besuchen. Diese Institutionen sind durch Fremdbestimmung und Eingriffe in die Intimsphäre des Einzelnen gekennzeichnet und erschweren durch Verdrängung und Vertuschung innerhalb der Institution das Aufdecken eines sexuellen Übergriffs. Demnach sollen sich alle, die in einer sozialen Einrichtung arbeiten, darüber bewusst sein, dass sexuelle Übergriffe auch in den Einrichtungen vorkommen können. Obwohl Menschen mit einer geistigen Behinderung wegen ihrer Beeinträchtigung in den sozialen Einrichtungen Achtung und Förderung erfahren sollen und jede*r Bewohner*in im Vordergrund stehen soll, müssen die Betreuer*innen damit rechnen, dass auch die Bewohner*innen der Einrichtung potenzielle Täter*innen sein können. Wenn dieses Bewusstsein und die Wahrnehmung der potenziellen Gefahren bei den Betreuer*innen vorhanden ist, können Lösungen gefunden werden, zum Beispiel in Form eines transparenteren Beschwerdeverfahrens. Darüber hinaus sollen keine Vorfälle vertuscht oder geheim gehalten werden, damit sich kein Sicherheitsgefühl bei den potentiellen Täter*innen etablieren kann. Dementsprechend stellt sich die Frage, inwiefern die Prävention sexueller Gewalt an Menschen mit einer geistigen Behinderung gelingen kann, wenn die Gesellschaft nicht wahrhaben will, dass sexuelle Gewalt gegenüber diesen Menschen überhaupt existiert. Die Prävention muss also auf gesellschaftlicher Ebene betrachtet werden (Bungart 2005, S. 33ff.).

Wenn sich die Einstellungen der Gesellschaft in Bezug auf das Thema der sexuellen Gewalt an Menschen mit einer geistigen Behinderung ändern würden, könnte Druck auf die Institutionen ausgeübt werden, damit sie sich aktiv mit dem Thema Sexualität auseinandersetzen. Da die Gesellschaft aber nicht bereit ist, das Thema als Problematik zu akzeptieren, muss ein Umdenken in einem langwierigen Prozess erreicht werden. Zuerst muss der Abbau von Berührungsängsten gegenüber Menschen mit einer geistigen Behinderung innerhalb der Gesellschaft erfolgen, damit eine aktive Beschäftigung mit deren Sexualität sattfinden kann und Verständnis aufgebaut wird. Erst danach kann eine aktive

Auseinandersetzung damit erfolgen, dass die Möglichkeit und die Gefahr bestehen, dass die Betroffenen leichter sexueller Gewalt ausgesetzt sein können.

VIII. Fazit

Die Ausgrenzung aus der Gesellschaft und die Tabuisierung der Sexualität von Menschen mit einer geistigen Behinderung zeigen, dass diese Menschen nicht so leben können wie diejenigen ohne eine geistige Behinderung. Damit wird ihnen das Recht aberkannt, so zu leben und zu agieren wie es die Gesellschaft als selbstverständlich ansieht. Dementsprechend müssen viele Jugendliche mit einer geistigen Behinderung in ihrer Adoleszenz besondere Herausforderungen meistern. So müssen sie zum Beispiel erkennen, dass ihr äußeres Erscheinungsbild nicht der Mehrheit der Gesellschaft entspricht und dies erst einmal verarbeiten. Dies zeigt nicht nur, dass die Gesellschaft auf die Psyche eines Menschen Einfluss haben kann, sondern auch, dass ein dringender Bedarf besteht, unterstützenden Maßnahmen zur Bewältigung dieser Herausforderungen zur Verfügung zu stellen. Das Thema der sexuellen Gewalt sowie die Sexualität von Menschen mit einer geistigen Behinderung muss einen bedeuteten Stellenwert in der Gesellschaft erlangen. Denn die Tabuisierung erschwert oder verhindert die Aufdeckung eines sexuellen Übergriffs an Menschen mit geistiger Behinderung. Die Gesetze sollen deren Schutz gewährleisten, da ihre Beeinträchtigung dazu führt, dass sie sich meistens nicht gegen die sexuelle Gewalt wehren können.

Die unterschiedlichen Fragestellungen, die in der Einleitung angeführt wurden, wurden im Verlauf der Arbeit versucht zu beantworten.

Das Kapitel der medizinischen Definition zeigt auf, dass es keine einheitliche Definition gibt, die den Begriff der geistigen Behinderung deutlich charakterisiert. In diesem Kontext wurden die unterschiedlichen Ursachen (pränatal, perinatal und postnatal) einer geistigen Behinderung beschrieben, um den Begriff klarer zu definieren. In diesen Kapiteln stellt sich heraus, dass unterschiedliche Substanzen, Infektionen der Mutter und Gifte, wie zum Beispiel Nikotin oder Alkohol, eine Ursache dafür sein können, dass eine geistige Behinderung gefördert wird. Darüber hinaus können Geburtskomplikationen, bei denen es zu einer unzureichenden Sauerstoffversorgung kommt, zu einer geistigen Beeinträchtigung der Kinder führen. Eine geistige Beeinträchtigung kann aber auch zu einem späteren Zeitpunkt auftreten, wie zum Beispiel als Folge eines Unfalls oder einer Erkrankung. Die pädagogische Definition der geistigen Behinderung bezieht sich im Zuge dessen auf die notwenige pädagogische Förderung, die in Erziehung und Therapie gegliedert ist. Dabei spielt die Schwere der Beeinträchtigung eine wichtige Rolle und die Förderung soll individuell angepasst werden, um den Betroffenen ein selbstbestimmtes Leben zu ermöglichen.

Eine Fragestellung dieser Arbeit beschäftigte sich mit den besonderen Herausforderungen für Menschen mit einer geistigen Behinderung bei der Entwicklung der eigenen Sexualität. Dies stellt ein wichtiges Thema dar, denn oftmals ist der Sexualtrieb der Betroffenen stärker ausgeprägt als bei Menschen ohne geistige Behinderung. Dieser Trieb wird in der Gesellschaft häufig als störend empfunden, weswegen dieses Thema als Tabuthema dargestellt wird. Der Grund für dieses Verhalten kann in der geistigen Behinderung und im fehlenden Schamgefühl liegen. Die sexuelle Reifung findet trotz geistiger Beeinträchtigung ohne Verzögerung statt und muss von den Betroffenen verarbeitet werden. Weil die Betroffenen durch eine unzureichende Sexualerziehung mit den Veränderungen überfordert sind und die Reaktionen der Gesellschaft eher negativ behaftet sind, werden sie sich ihrer Beeinträchtigung bewusst und können es als schmerzlich empfinden, dass sie sich ‚anders' fühlen. Der Forscher Fegert hat herausgefunden, dass in den meisten Institutionen, die von Menschen mit einer geistigen Behinderung besucht werden, oftmals nur auf Sexualerziehung hingewiesen wird, wenn ein Vorfall eines sexuellen Übergriffs stattgefunden hat. Eine geistige Behinderung erschwert somit die Entwicklung in der Adoleszenz, da sich die Betroffenen nicht nur mit ihrem Körper zurechtfinden müssen, der sich verändert, sondern sich auch dem Gefühl der Unvollkommenheit widmen müssen. Eine zusätzliche Herausforderung ist das sexuelle Erleben mit einer geistigen Behinderung. Denn zerebrale Störungen können dazu führen, dass die sexuelle Funktionsfähigkeit eingeschränkt ist, was zum Beispiel zu einer verminderten oder vermehrten genitalen Sekretion führt sowie zu Problemen bei der Erektion und Ejakulation, die durch eine Querschnittslähmung auftreten. Dementsprechend haben körperlich bedingte, funktionelle, sexuelle Beeinträchtigungen einen negativen Einfluss auf die Entwicklung der eigenen Sexualität und deren Auslebung.

Im Kapitel über sexuelle Gewalt wird versucht, eine Definition aufzustellen, um zu erfahren, welche Kenntnis die Gesellschaft über sexuelle Gewalt hat. In diesem Kontext wird sexuelle Gewalt anhand der fachwissenschaftlichen Literatur definiert. Dabei wird der Begriff des sexuellen Missbrauchs vom Begriff der sexuellen Misshandlung unterschieden. Ein sexueller Missbrauch findet statt, wenn Menschen entweder bewusst dazu gezwungen werden, sexuelle Handlungen auszuüben oder wenn sie in diese miteinbezogen werden, ohne sich dem Zweck sowie den Konsequenzen bewusst zu sein. Unter sexueller Misshandlung versteht man sexuelle Handlungen, die durch Gewalt und gegen den Willen des Gegenübers ausgeübt werden. Um den Begriff der sexuellen Gewalt besser zu verdeutlichen, wird in der Wissenschaft sowie in der Fachpraxis der Begriff der sexualisierten Gewalt verwendet. Dieser Begriff beinhaltet die Tatsache, dass die Täter*innen nicht auf die Sexualität, sondern auf die Gewalt fixiert sind. Dazu gehören, wie oben schon erwähnt, Vergewaltigungen, aber auch Stalking, sexuelle Nötigung sowie sexuelle Berührungen oder anzügliche Blicke. Er wurde eingeführt, da die beiden Begriffe ‚sexueller Missbrauch' und ‚sexueller Übergriff' dem Ausmaß der Taten oftmals nicht gerecht werden. Eine weitere Fragestellung der vorliegenden Arbeit war die, inwiefern Menschen mit einer geistigen Behinderung gefährdeter sind, Opfer sexueller Gewalt zu werden. In Bezug auf diese Fragestellung wurde durch unterschiedliche Forschungsergebnisse herausgefunden, dass aufgrund der geistigen Behinderung die Beziehung zwischen den Betroffenen und deren Mitmenschen durch Anhängigkeit gekennzeichnet ist. Diese Abhängigkeit kann einen sexuellen Übergriff fördern, da sie den Täter*innen ein Gefühl von Macht vermittelt. Aufgrund der unterschiedlichen Folgen einer geistigen Behinderung, wie zum Beispiel der, dass die Betroffenen ihre Sexualität offener in der Gesellschaft erleben, können sie eher als ‚leichte Opfer' angesehen werden. Zusätzlich können Betreuer*innen in Institutionen das Abhängigkeitsverhältnis ausnutzen, um Täter*innen eines sexuellen Übergriffes zu werden und ihre ‚Vorlieben' auszuleben, da diese Tat in der Regel schwer aufzudecken ist.

Bezüglich der Fragestellung, welche Präventionsmöglichkeit die soziale Arbeit zur Verfügung stellen kann, müssen die unterschiedlichen Ursachen für sexuelle Gewalt an Menschen mit einer geistigen Behinderung abgeklärt werden. Zum einen wurde während der Bearbeitung des Themas herausgefunden, dass diese es durch ihren Pflege- und Förderungsbedarf als ‚normal' empfinden, andere Menschen sehr eng an den eigenen Körper heranzulassen. Dies kann das Risiko, Opfer einer sexuellen Straftat zu werden, erhöhen, da durch ihre geistige Behinderung die Entwicklung eines gesunden Selbstbewusstseins gestört wird. Zum anderen führen eine unzureichende Sexualerziehung und somit unzureichende sowie schlechte Kenntnisse über Sexualität dazu, dass die Betroffenen ungewollte sexuelle Akte an sich selbst nicht wahrnehmen oder als solche erkennen. In diesem Sinne kann eine ausreichende Sexualerziehung eine Präventionsmöglichkeit darstellen, um ein Bewusstsein für den eigenen Körper zu entwickeln, damit die Voraussetzung geschaffen werden kann, eigenmächtig über sich selbst entscheiden zu dürfen. Eine weitere, wichtige Präventionsmöglichkeit kann darin bestehen, dass in den Institutionen einerseits ein Bewusstsein dafür entwickelt wird, dass sexuelle Übergriffe in dem Bereich stattfinden könnten und zum anderen müssen sie für diesen Fall gerüstet sein, um aktiv handeln zu können. Eine aktive und offene Auseinandersetzung mit der Kritik und den Beschwerden kann zu einer Prävention von Fehlverhalten sowie dessen Aufdeckung führen. Dazu gehört auch die eigene Reflektion der Mitarbeiter*innen, die durch die Supervision erreicht werden kann, bei der die Mitarbeiter*innen ihr Verhalten selbst reflektieren.

Literaturverzeichnis

Andresen Sabine & Heitmeyer Wilhelm (2012): Zerstörerische Vorgänge. Missachtung und sexuelle Gewalt gegen Kinder und Jugendliche in Institutionen. Weinheim & Basel: Beltz Juventa Verlag, S. 96-111.

Basile, Kathleen C. & Breidling, Matthew J. & Smith, Sharon. G. (2016) : Disability And Risk Of Recent Sexual Violence In The United States. American Journal Of Public Health 106, pp. 928-933.

Bungart, Petra (2005): Sexuelle Gewalt gegen behinderte Menschen. Der Schutz Behinderter durch das Sexualstrafrecht. Frankfurt am Main: Mabuse- Verlag GmbH, S. 30-40.

Deutsches Institut für Medizinische Dokumentation und Information, WHO Kooperationszentrum für das System Internationaler Klassifikationen (2005): ICF. Internationale Klassifikation der Funktionsfähigkeit, Behinderung und Gesundheit. Genf: World Health Organization, S. 30-32.

Fegert, Jörg M. & Jeschke, Karin & Thomas, Helgard & Lehmkuhl, Ulrike (2006): Sexuelle Selbstbestimmung und sexuelle Gewalt. Ein Modellprojekt in Wohneinrichtungen für junge Menschen mit geistiger Behinderung. Weinheim & München: Juventa Verlag, S. 250-260.

Hornberg, Claudia & Schröttle, Monika & Bohne Sabine & Khelaifat, Nadia (2008): Folgen von Gewaltunter besonderer Berücksichtigung von häuslicher Gewalt gegen Frauen. Berlin: Robert Koch Institut, S. 13-17.

Nußbeck Susanne & Adrienne Biermann & Heidemarie Adam (2008): Sonderpädagogik der geistigen Entwicklung, Band 4. Göttingen: Hogrefe Verlag, S. 160-560.

Ortland, Barbara (2008): Behinderung und Sexualität. Grundlagen einer behinderungsspezifischen Sexualpädagogik. Stuttgart: Kohlhammer Verlag GmbH, S. 20-115.

Remschmidt, Helmut (2005): Kinder- und Jugendpsychiatrie. Eine praktische Einführung, 4., neubearbeitete und erweiterte Auflage. Stuttgart: Georg Thieme Verlag KG, S. 330-340.

Sekretariat der Deutschen Bischofskonferenz (2011): Handreichung der Jugendkommission zur Prävention von sexualisierter Gewalt im Bereich Jugendpastoral. Bonn, S. 11-15.

Speck, Otto (2016): Menschen mit geistiger Behinderung. Ein Lehrbuch zur Erziehung und Bildung, 12., überarb. Aufl. München & Basel: Ernst Reinhardt Verlag, S. 65-77.

Stein, Roland & Orthmann Bless, Dagmar (2009): Private Lebensgestaltung bei Behinderungen und Benachteiligungen im Kindes- und Jugendalter. Hohengehren: Schneider Verlag, S. 115- 137.

Stöppler Reinhilde (2017): Einführung in die Pädagogik bei geistiger Behinderung, 2., aktualisierte Auflage. Basel: Reinhardt Verlag, S. 36-40.

Theunissen, Georg (2007): Empowerment behinderter Menschen. Inklusion – Bildung – Heilpädagogik – Soziale Arbeit. Freiburg im Breisgau: Lambertus- Verlag, S. 155-162.

Walter, Joachim (2005): Sexualität und geistige Behinderung. 6., unveränderte Auflage. Heidelberg: Winter Universitätsverlag GmbH – „Edition S", S. 20-35.

Zinsmeister, Julia (2011): Gewaltschutz in sozialen Einrichtungen für Frauen mit Behinderungen. In: FH Frankfurt am Main, FB Soziale Arbeit und Gesundheit (Hrsg.): Grenzverletzungen – Institutionelle Mittäterschaft in Einrichtungen der Sozialen Arbeit. Frankfurt am Main: Fachholschulvertrag, S. 120 – 143.

Zinsmeister, Julia (2003): Sexuelle Gewalt und das Recht. Gewaltprävention und Opferschutz zwischen Behindertenhilfe und Strafjustiz. Wiesbaden: Opladen Leske + Budrich Verlag, S. 20-27.

Onlinequellen:

https://www.gesetze-im-internet.de/sgb_9_2018/_2.html

https://www.med-kolleg.de/icd/index.html

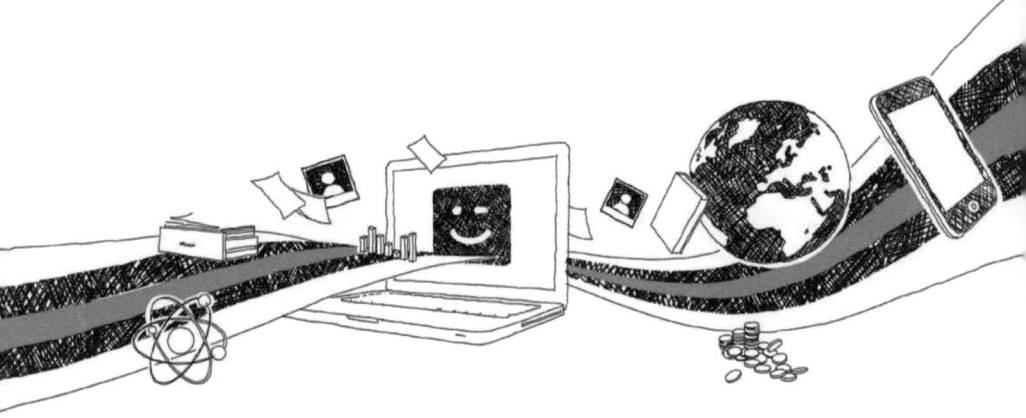
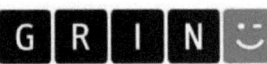